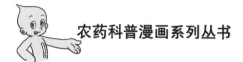

农药科普漫画系列丛书

家居害虫防治ABC

农业部农药检定所
中国农学会 编

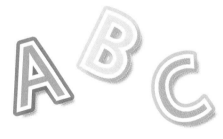

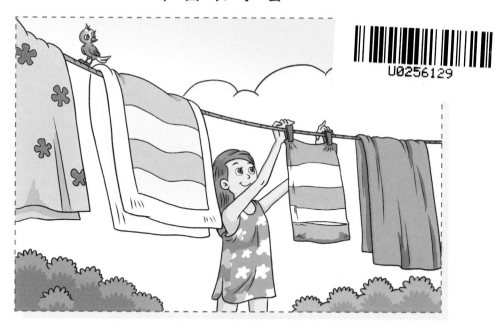

中国农业出版社

图书在版编目（CIP）数据

家居害虫防治ABC／农业部农药检定所，中国农学会
编 . —北京：中国农业出版社，2017.4
ISBN 978-7-109-22872-6

Ⅰ. ①家… Ⅱ. ①农… ②中… Ⅲ. ①卫生害虫 – 防治
Ⅳ. ① R184.3

中国版本图书馆CIP数据核字（2017）第069298号

中国农业出版社出版
（北京市朝阳区麦子店街18号楼）
（邮政编码 100125）
责任编辑 司雪飞

北京中科印刷有限公司 新华书店北京发行所发行
2017年4月第1版 2017年4月北京第1次印刷

开本：880 mm×1230 mm 1/24 印张：$1\frac{1}{3}$
字数：10千字
定价：10.00元
（凡本版图书出现印刷、装订错误，请向出版社发行部调换）

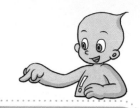

《家居害虫防治ABC》
编辑委员会

主　　编	周普国　赵方田
执 行 主 编	吴国强　吴金玉
副 主 编	吴厚斌　杨　锚　孙　哲　李友顺　周　蔚　胡金刚
	薄　瑞　王　宁
编　　委	（按姓氏笔画排序）

万　莉　马莉莉　王春娟　方　蕾　尹丰平　申冬霞

白小宁　冯桂真　毕　坤　朱翔宇　乔润香　任晓东

刘　伟　刘　畅　刘　然　刘小虎　刘保峰　许国建

孙晓清　贠和平　杜　磊　杜传玉　李　梁　李常平

吴　琼　吴小毅　余　璐　汪晓红　宋稳成　张丽英

陆占军　陈丽君　陈建波　武丽辉　罗　嵘　罗　瑞

岳文英　赵丽平　饶　喜　夏　雨　郭文明　陶传江

陶岭梅　董　卉　廖丹凤

顾　　问	曾晓芃　王以燕

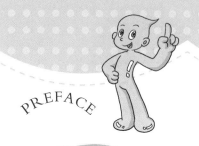

前言

　　家居害虫是流行性疾病的重要传播媒介，给人畜的健康造成很大威胁。卫生用农药作为防控家居害虫的有效武器，可以保护人畜免受有害生物的干扰和伤害，但使用不当也可能给人畜健康和环境安全造成影响。为了便于公众了解家居害虫的防治常识，正确使用卫生用农药，我们组织编写了本书，用简洁通俗的语言和生动形象的漫画，介绍了使用卫生用农药防治家居害虫的有关知识。

编　者

2017 年 4 月

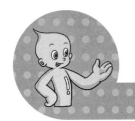

家里出现了害虫怎么办？

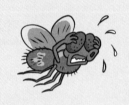

　　家居环境中常见的有害生物有蚊子、苍蝇、蟑螂、老鼠等，有时也会发现臭虫、蛀虫、尘螨、白蚁等。如果家里出现了这些有害生物，我们可以采取"三步走"，一定能把它们清理干净。

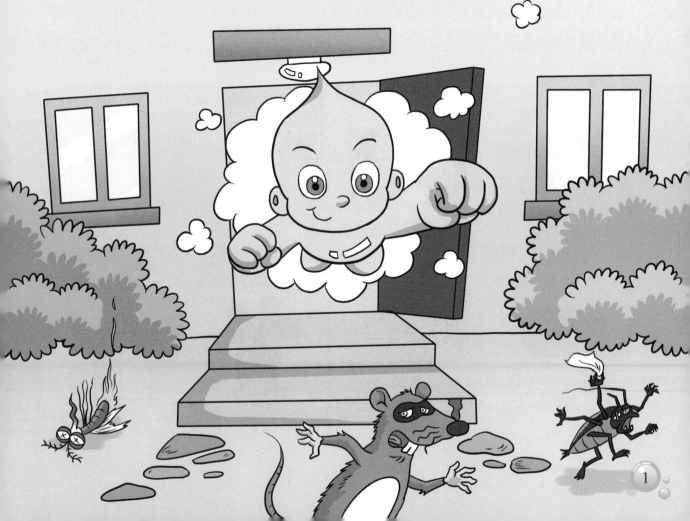

　　家居害虫一般孳生在花盆托盘、地板缝隙、地漏、卫生间、庭院积水处等地方，或者经门窗、通风口等进入室内。因此，预防家居害虫首先要搞好卫生，经常清理垃圾、积水等；重点查看通风口、地板缝隙、地毯、厨柜角落及底层、水池下、食物旁、垃圾袋或宠物窝四周等有无害虫痕迹或巢穴，及时打扫；还要确保门窗的密封性，堵洞抹缝，或安装防护设施。

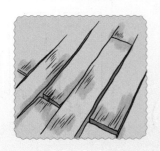

地板缝隙

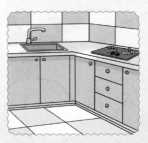

厨柜角落

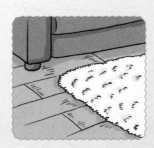

地毯

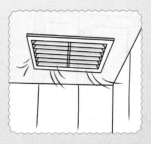

通风口

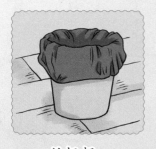

垃圾桶

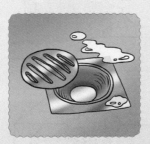

地漏

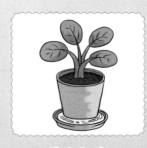

花盆托盘

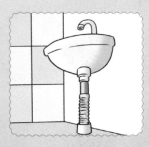

水池附近

2. 物理防治

在环境防治的基础上，可配合使用物理防治手段，如安装纱窗、蚊帐，或使用电蚊拍、紫外捕虫灯、粘蟑纸、粘蝇条、粘鼠板等。另外，采用吸尘器、高温（暴晒）或低温处理等方法也可减少尘螨、臭虫、跳蚤等害虫危害。

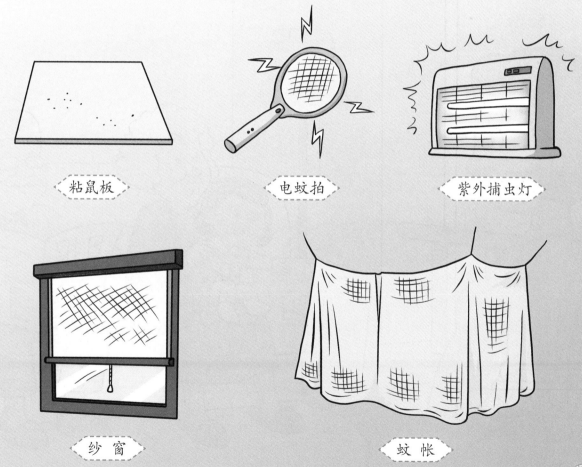

粘鼠板　　　　　电蚊拍　　　　　紫外捕虫灯

纱窗　　　　　　蚊帐

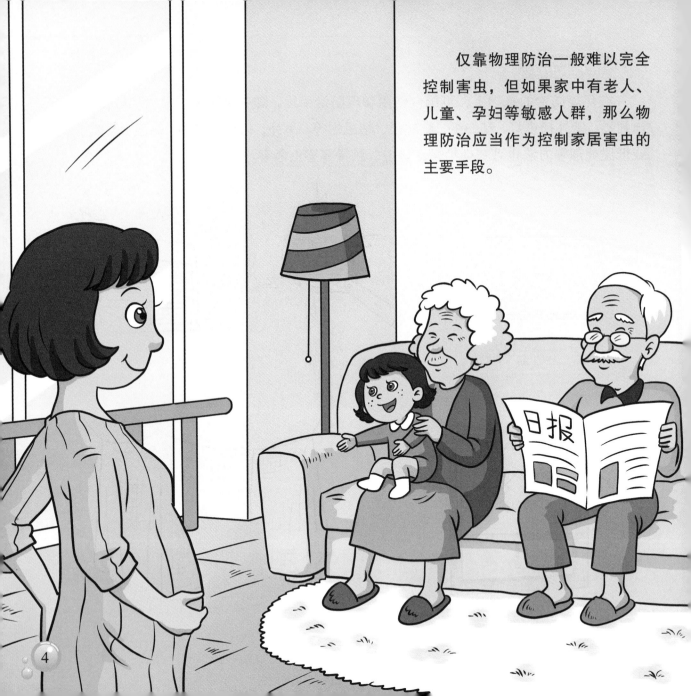

仅靠物理防治一般难以完全控制害虫，但如果家中有老人、儿童、孕妇等敏感人群，那么物理防治应当作为控制家居害虫的主要手段。

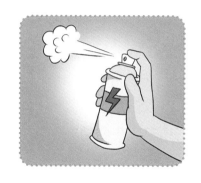

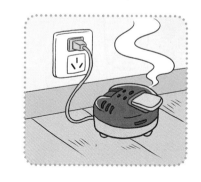

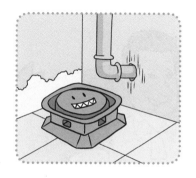

3. 化学防治

　　如果环境、物理防治效果不好的话，就需要采取化学方法进行防治，这里就用到卫生用农药了。采取化学防治措施，要根据害虫种类与密度、环境特点等情况，选择合适的卫生用农药产品。

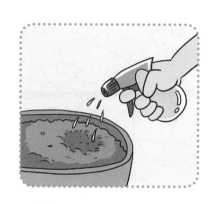

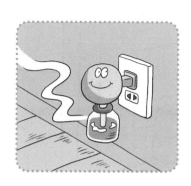

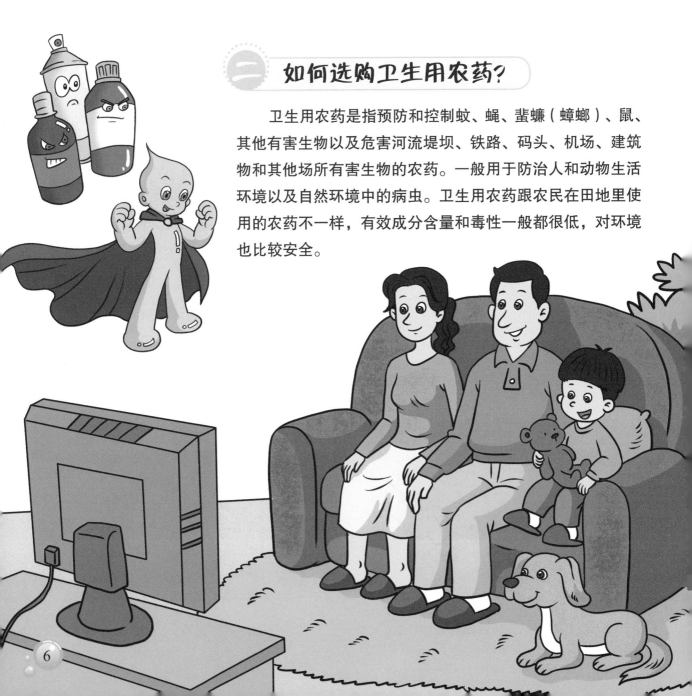

二 如何选购卫生用农药？

卫生用农药是指预防和控制蚊、蝇、蜚蠊（蟑螂）、鼠、其他有害生物以及危害河流堤坝、铁路、码头、机场、建筑物和其他场所有害生物的农药。一般用于防治人和动物生活环境以及自然环境中的病虫。卫生用农药跟农民在田地里使用的农药不一样，有效成分含量和毒性一般都很低，对环境也比较安全。

国际上多数国家对卫生用农药采取登记管理，我国也将卫生用农药纳入农药管理范畴，实行登记管理制度。因此，市场上正规的卫生用农药产品，标签上均标有农药登记证号。目前，常见的卫生用农药产品有蚊香、电热蚊香液、电热蚊香片、气雾剂、杀虫饵剂等。

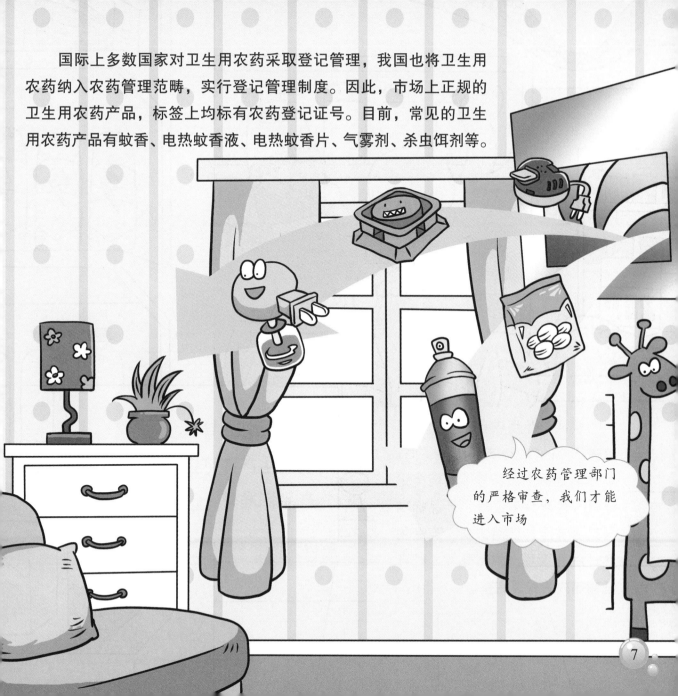

经过农药管理部门的严格审查，我们才能进入市场

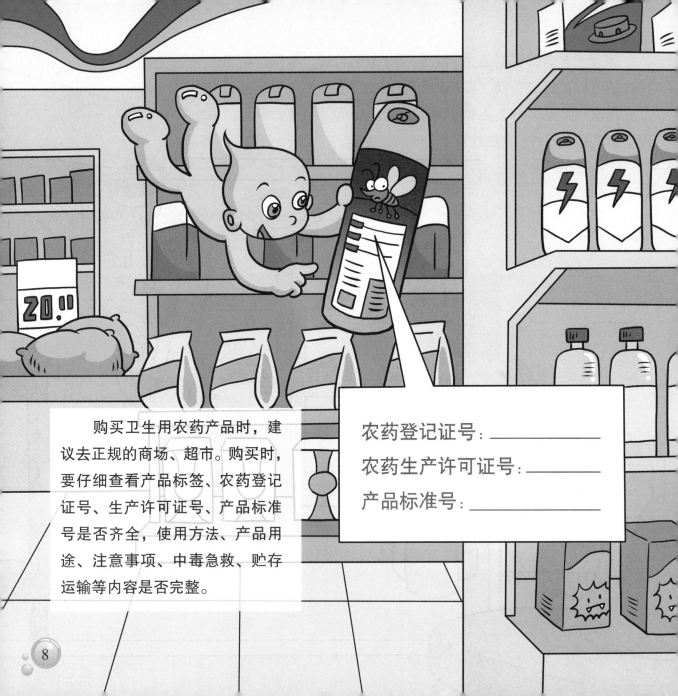

购买卫生用农药产品时，建议去正规的商场、超市。购买时，要仔细查看产品标签、农药登记证号、生产许可证号、产品标准号是否齐全，使用方法、产品用途、注意事项、中毒急救、贮存运输等内容是否完整。

农药登记证号：＿＿＿＿＿＿
农药生产许可证号：＿＿＿＿
产品标准号：＿＿＿＿＿＿＿

如何正确使用卫生用农药?

1. 常见居室害虫

　　常见居室害虫有蚊子、苍蝇、蟑螂、蚂蚁、臭虫等，它们会传播很多流行性疾病，尤其是蚊子会传播登革热、疟疾、乙脑、黄热病、寨卡病毒病等疾病。

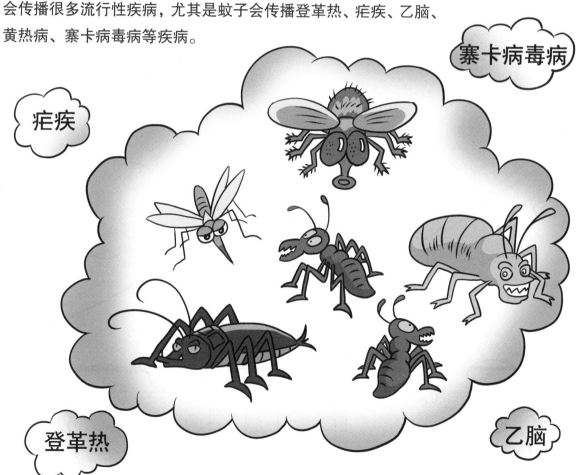

针对蚊子、苍蝇等害虫，常使用蚊香、电热蚊香液、电热蚊香片、气雾剂等杀虫产品。使用蚊香、电热蚊香液、电热蚊香片时，要注意开窗通风，不要放在床头。使用气雾剂时，对准飞虫或空中45°角喷雾，喷雾后离开施药房间，再次进入房间时，注意要提前通风换气。需要注意的是，家中有幼儿、过敏或哮喘患者要慎重使用以上卫生用农药。

对准飞虫或空中45°角喷雾

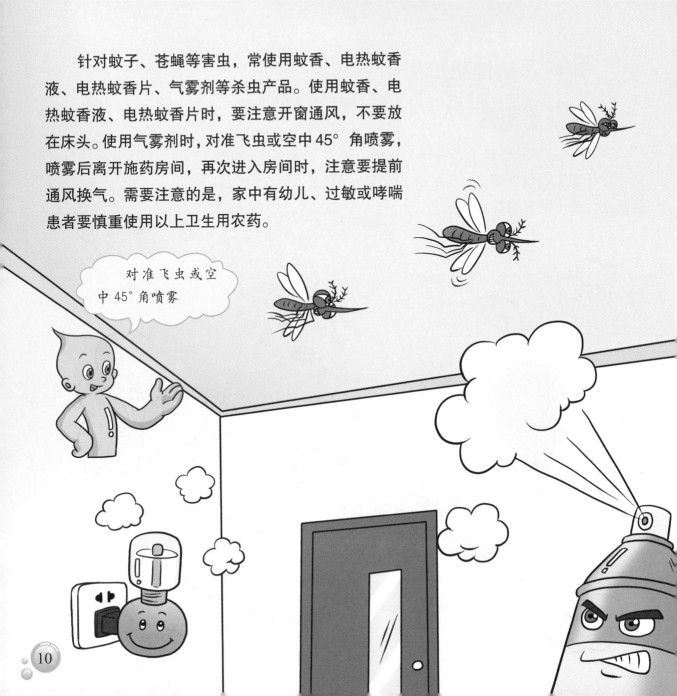

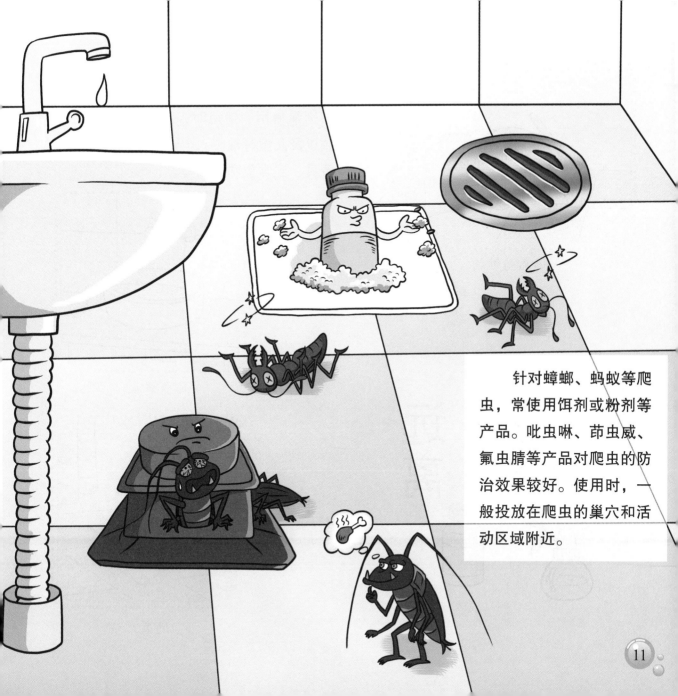

针对蟑螂、蚂蚁等爬虫，常使用饵剂或粉剂等产品。吡虫啉、茚虫威、氟虫腈等产品对爬虫的防治效果较好。使用时，一般投放在爬虫的巢穴和活动区域附近。

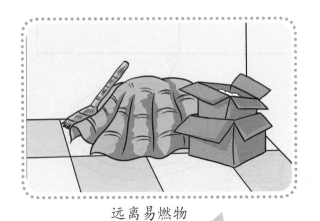
远离易燃物

无论使用哪种卫生用农药产品，都要认真阅读产品标签，严格按照规定的使用方法和剂量使用。使用时，注意远离易燃物、水源以及儿童等敏感人群，避免接触人、食物、餐具、观赏鱼和宠物等。

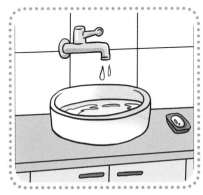
远离水源

远离

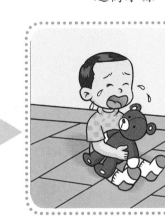
远离儿童

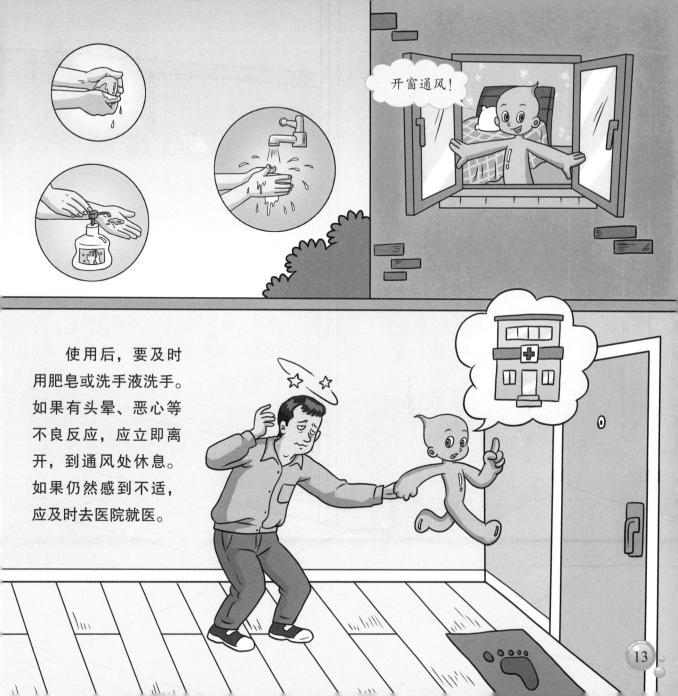

开窗通风！

使用后，要及时用肥皂或洗手液洗手。如果有头晕、恶心等不良反应，应立即离开，到通风处休息。如果仍然感到不适，应及时去医院就医。

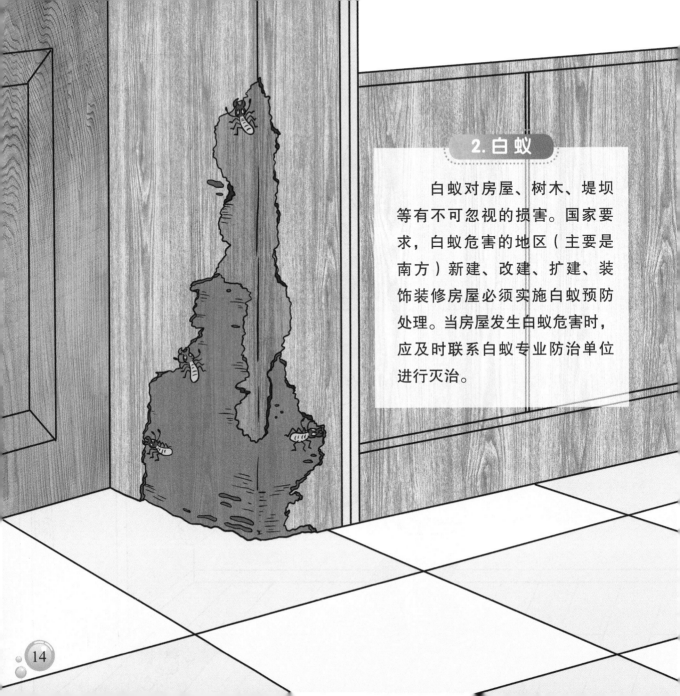

2. 白蚁

　　白蚁对房屋、树木、堤坝等有不可忽视的损害。国家要求，白蚁危害的地区（主要是南方）新建、改建、扩建、装饰装修房屋必须实施白蚁预防处理。当房屋发生白蚁危害时，应及时联系白蚁专业防治单位进行灭治。

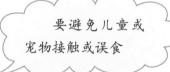

要避免儿童或
宠物接触或误食

3. 老鼠

老鼠会传播鼠疫和出血热等疾病，危害较大。一般社区会统一施药灭鼠和回收，要避免儿童和宠物接触或误食。家庭防治建议采用粘鼠板，既安全又有效。

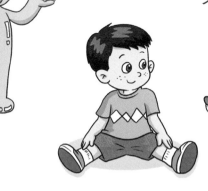

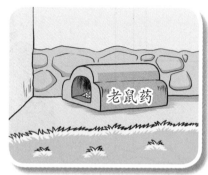

老鼠药

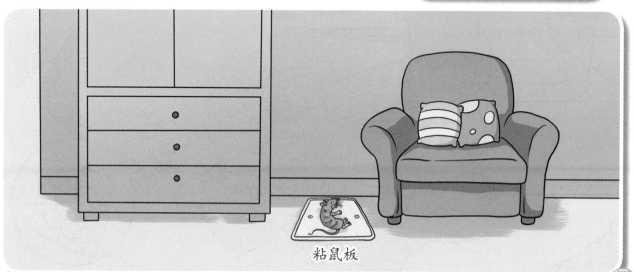

粘鼠板

4. 衣物蛀虫、霉菌

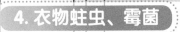

　　为防治衣物中经常出现的黑毛皮蠹、衣蛾和霉菌等，建议将干燥、清洁的衣物收入储物柜时，加入防蛀片剂、球剂等产品。一般防蛀剂均有透气纸袋，如没有，可用透气纸巾包裹后，放入柜箱的四角。

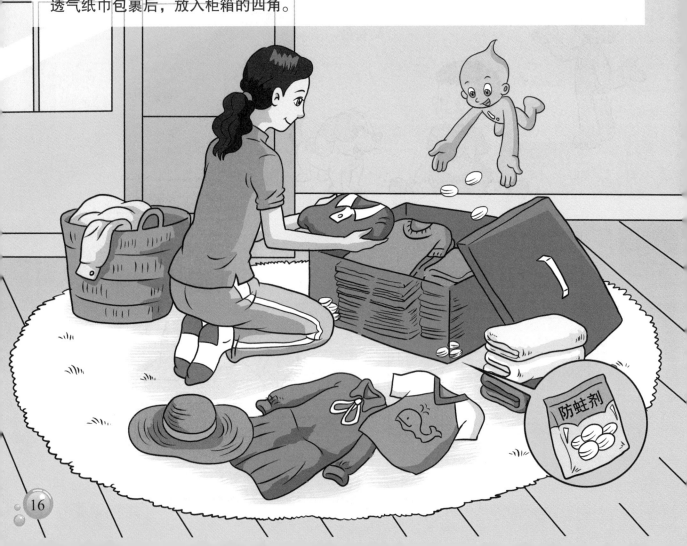

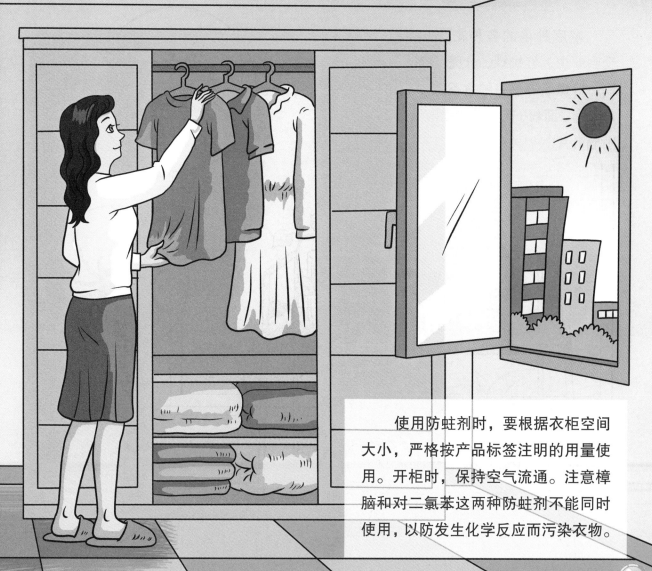

　　使用防蛀剂时，要根据衣柜空间大小，严格按产品标签注明的用量使用。开柜时，保持空气流通。注意樟脑和对二氯苯这两种防蛀剂不能同时使用，以防发生化学反应而污染衣物。

家庭种植的各种花卉难免会受到蚜虫、红蜘蛛、介壳虫、白粉病、叶斑病等病虫的危害。可尝试用肥皂、面粉、花椒等的浸液涂抹、喷洒叶片。

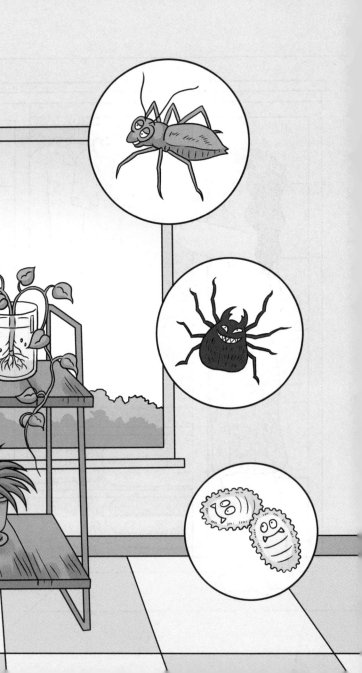

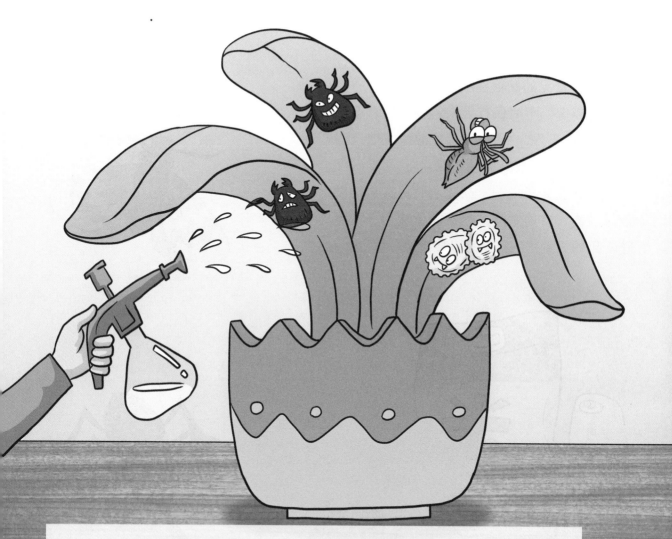

　　必要时可选择合适的农药，严格按标签要求进行处理。注意在使用卫生用农药防治蚜虫、红蜘蛛等害虫时，要喷洒在叶子的背面。施药后，用肥皂或洗手液洗手，尽量保持通风。

6. 储粮害虫

    家庭常见的储粮害虫有米象、赤拟谷盗、印度谷螟等。平时保存大米等粮食时，要保持室内通风、干燥，也可在粮食里放些花椒、大料、柚子皮等，减少储粮害虫的孳生。

    使用卫生用农药产品防治储粮害虫的技术要求较高，普通家庭应尽量避免使用，更不能让常见的卫生用农药产品直接接触粮食。

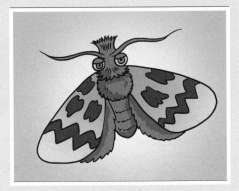

印度谷螟

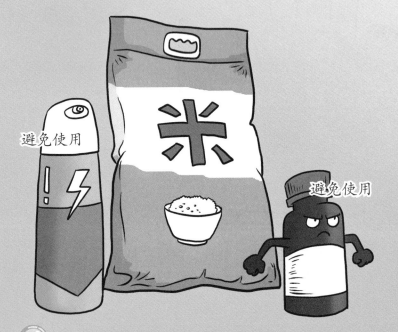

避免使用

避免使用

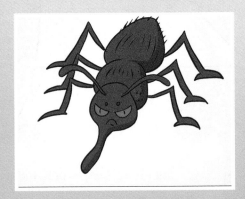

米象

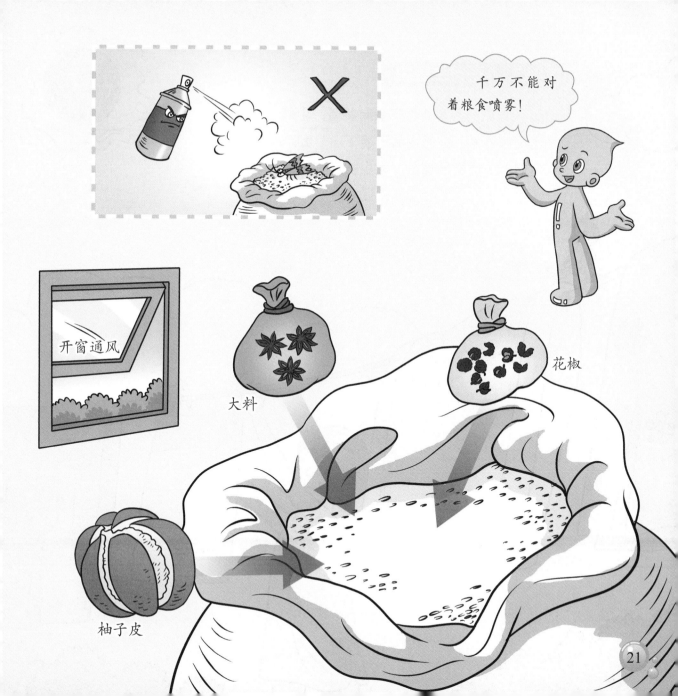

21

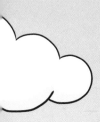

7. 人畜寄生害虫

　　常见的人畜寄生害虫有跳蚤、尘螨、臭虫等。建议保持人、畜的生活环境干净，勤晒被褥枕头，定期清洗或更换枕芯，减少寄生害虫孳生。

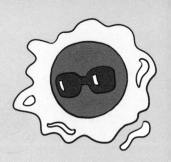

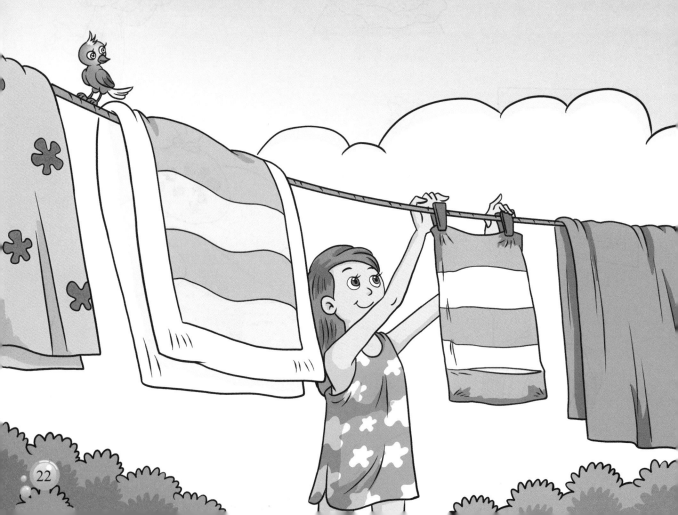

必要时，可将卫生用农药喷洒、涂抹于床板、卧室家具及墙角、墙裙和踢脚线等处。也可使用卫生用农药进行密闭熏蒸。

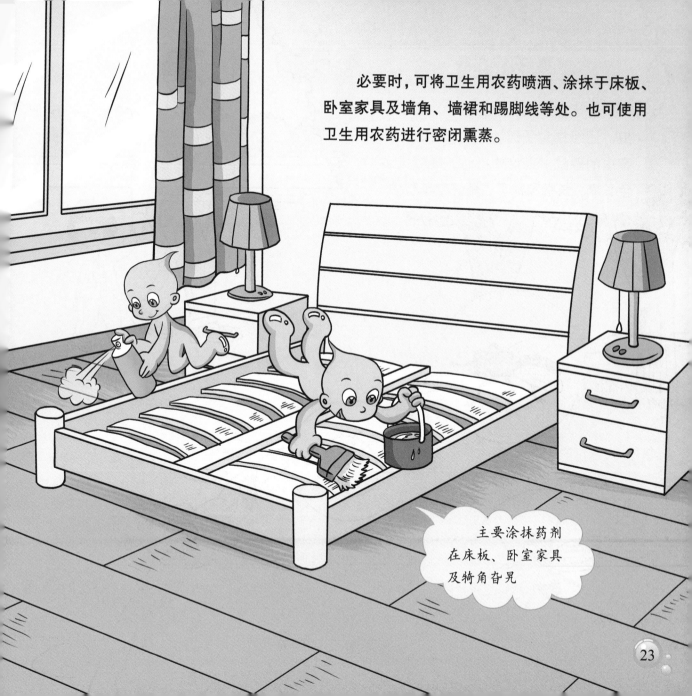

主要涂抹药剂
在床板、卧室家具
及墙角旮旯

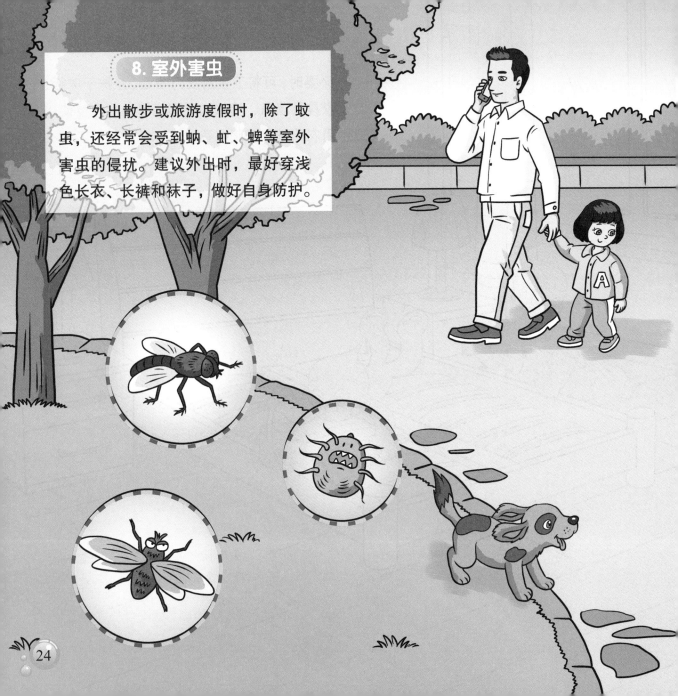

8. 室外害虫

外出散步或旅游度假时，除了蚊虫，还经常会受到蚋、虻、蜱等室外害虫的侵扰。建议外出时，最好穿浅色长衣、长裤和袜子，做好自身防护。

也可使用驱避剂进行防护，但过敏者除外，儿童需在家长的指导下使用。使用时，要根据外出时间长短合理选择产品，注意避免接触眼睛、嘴和耳朵等部位，回家后要及时清洗皮肤。

避免接触眼睛、嘴和耳朵等部位

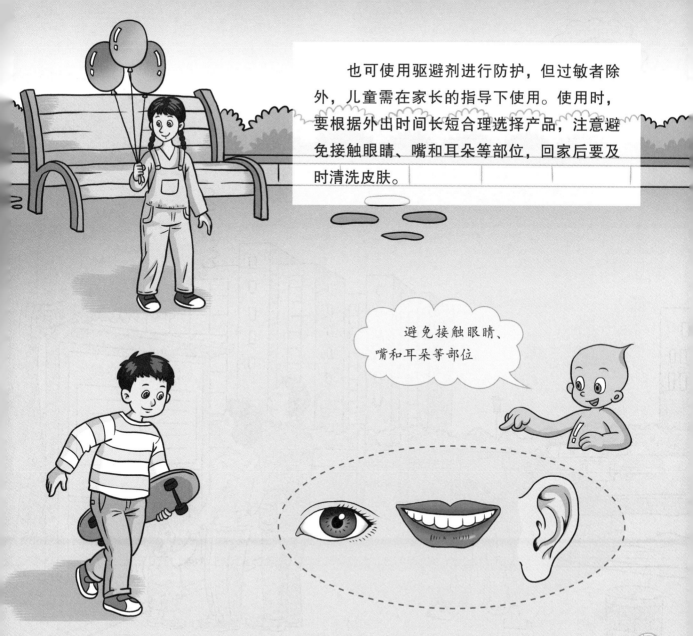

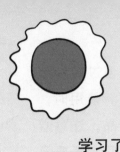

结语

　　学习了解防治家居害虫常识，科学选择和正确使用
卫生用农药产品，可以保护家人健康。提倡全民动手，
清洁家园，减少家居害虫的发生，提高全民健康水平。

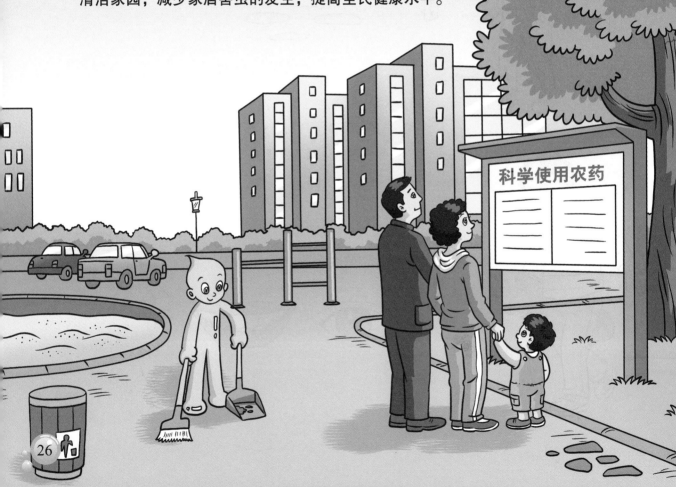

科学使用农药